COMMENT ON SE DÉFEND DE L'INFLUENZA

La Lutte contre la Grippe et le Rhume de Cerveau

PAR

Le Dr HENRY LABONNE

LICENCIÉ ÈS-SCIENCES, OFFICIER DE L'INSTRUCTION PUBLIQUE

Prix : 1 franc

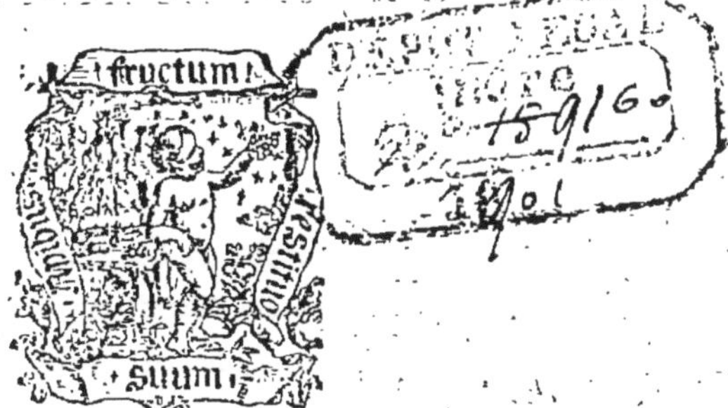

PARIS

SOCIÉTÉ D'ÉDITIONS SCIENTIFIQUES

4, RUE ANTOINE-DUBOIS, 4

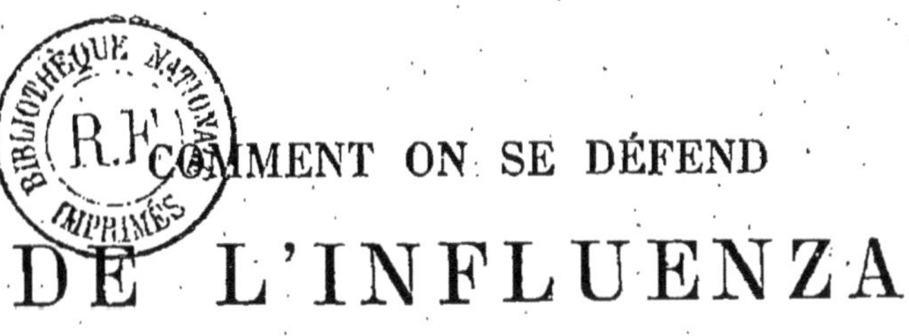

COMMENT ON SE DÉFEND

DE L'INFLUENZA

La Lutte contre la Grippe et le Rhume de cerveau

OUVRAGES DU MÊME AUTEUR

Des suites des Fractures de la Rotule et de leur thérapeuthique. In-8 de 100 pages *(épuisé).*

La Crémation, extrait des *Sciences biologiques à la fin du XIXe siècle.*

L'Islande et l'Archipel des Fœrœrs (3e édition), 52 figures. In-18 de 400 pages *(Paris, Hachette)*.......... 4 fr.

Coup d'œil sur les idées dominantes en zoologie à travers les âges, 3 livraisons des *Sciences biologiques.* 3 fr. 75

Précis d'urologie clinique (en collaboration avec L. Lematte) in-8° de 150 pages .... 3 fr. 50

Comment on se défend du Rhumatisme. La Lutte contre les douleurs et l'arthritisme, in-8° avec huit figures dans le texte.................................. 1 fr

Comment on se défend des maladies nerveuses. La Lutte contre les Névroses et la Neurasthénie, in-8° avec figures.................................... 1 fr.

Comment on défend sa bouche. La Lutte pour la conservation des dents, in-8° avec figures .... 1 fr.

Comment on défend ses poumons. In-8° de 40 pages avec figures .... 1 fr.

COMMENT ON SE DÉFEND DE L'INFLUENZA

La Lutte contre la Grippe et le Rhume de Cerveau

PAR

Le Dr HENRY LABONNE
LICENCIÉ ÈS-SCIENCES, OFFICIER DE L'INSTRUCTION PUBLIQUE

Prix : 1 franc

DEUXIÈME ÉDITION

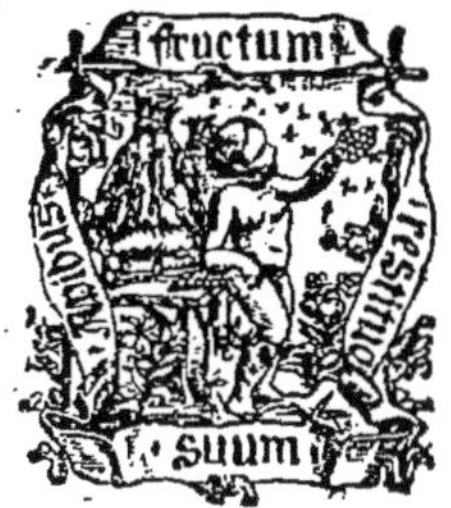

PARIS
SOCIÉTÉ D'ÉDITIONS SCIENTIFIQUES
4, RUE ANTOINE-DUBOIS, 4

AVANT-PROPOS

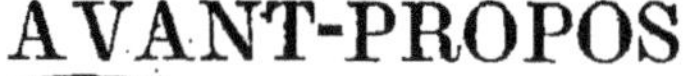

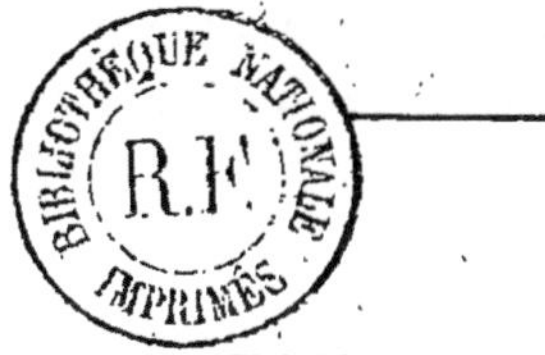

FAITS-DIVERS

L'influenza en Italie. — L'influenza continue à faire de nombreuses victimes en Italie. A Rome, on compte plus de 20,000 malades. Les enfants et les vieillards sont atteints. Le pape a ordonné que des prières soient dites dans toutes les églises pour demander à Dieu de faire cesser l'épidémie.

A Turin, la moitié de la population est malade. La mortalité a quadruplé. A Asti, l'épidémie sévit avec intensité. Les membres du conseil communal, étant presque tous atteints, n'ont pu se réunir pour voter le budget.

A Milan, nombreux cas aussi. Médecins et pharmaciens sont sur les dents. La population est très impressionnée par le nombre de décès. Dans plusieurs autres villes, notamment à Gênes et à Livourne, on signale une recrudescence de l'épidémie.— *Eclaireur de Nice.*

L'Influenza en Angleterre. — L'influenza sévit actuellement à Londres avec une grande intensité, et les ravages que cette maladie exerce sont particulièrement terribles : 316 décès, tel est le bilan de l'épidémie pour la semaine dernière à Londres seulement, et encore convient-il d'ajouter à ce total, déjà suffisamment éloquent en lui-même, 122 décès survenus à la suite de broncho-pneumonies consécutives à l'influenza.

Ces chiffres sont les plus élevés qu'on ait constatés à Londres.

La mortalité générale s'élève en même temps dans des proportions effrayantes : la semaine passée, à Londres, Liverpool, Manchester et Birmingham, elle a augmenté de 60 0/0. Dans la première de ces quatre villes, il faut remonter à dix ans en arrière pour la trouver aussi considérable.

On annonce aujourd'hui que l'influenza aurait fait son apparition à Osborne, dans le palais où la reine demeure en ce moment, et que plusieurs fonctionnaires, ainsi qu'une dame de compagnie, en seraient atteints.

Qu'ai-je besoin maintenant d'expliquer pourquoi je dois ajouter un numéro de plus à mes « *Comment on se défend* » si goûtés du public que les nouvelles éditions succèdent rapidement aux précédentes ?

L'influenza, maladie légère si elle est bien

traitée de suite, devient rapidement grave et même mortelle. Je promets au lecteur qu'il sera sauvé lui et sa famille, comme on l'écrit sur les murs des temples, s'il veut bien suivre à la lettre mes conseils ou mes prescriptions.

COMMENT ON SE DÉFEND
DE

L'INFLUENZA

La Lutte contre la Grippe et le Rhume de Cerveau

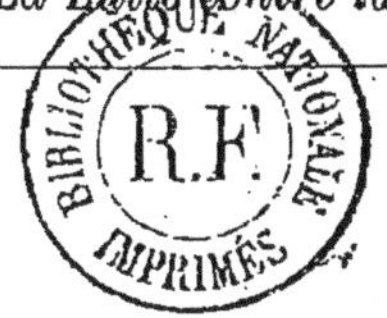

I

Histoire, Origine, Synonymie

Depuis plus de douze ans, l'influenza fait périodiquement son tour du monde en moins de quatre-vingts jours, comme on vient de le voir dans mon avant-propos.

Elle remplace le *Juif errant* d'Eugène Sue qui se plaignait, chacun a lu ses lamentations si terribles et d'un style si élevé, de déchaîner le choléra sur son passage : marche, marche! suscitant elle aussi, tant de maux, qu'on la redoute aujourd'hui comme un nouveau fléau des plus dangereux.

La variété des formes que peut prendre la grippe à chaque épidémie, explique sa synonymie ; successivement, en France, nous lui voyons porter les noms de : gripette, follette, cocotte, rhume épidémique, fièvre catarrhale, bronchite épidémique, catarrhe épidémique, influenza. Déjà elle sévit à Paris pendant l'hiver 1776 avec tant de violence que le gouvernement offrit quatre cents francs de rente à qui découvrirait un remède certain. Le fléau exerça encore de terribles ravages en 1803.

Les dernières épidémies mémorables sont celles de 1830, de 1833 et de 1847, bien étudiées à Paris par les fameux médecins Bouillaud, Piorry, Récamier et Grisolle. Aujourdhui, elle accuse sa présence presque chaque année pendant quelques mois, et souvent avec une recrudescence des plus violentes.

D'où vient-elle ? quelle en est la cause ?

Il est prouvé qu'elle doit être attribuée à un microbe nomade qui voyage par terre et par mer avec une incroyable rapidité : du mois de janvier au mois d'octobre, la grippe de 1847 sévit successivement en Espagne, à la Nouvelle Zélande, à Valparaiso, en Syrie, voire à Hong-Kong ! !

En novembre dernier, cette redoutable maladie planait sur la Turquie où la présence du microbe fut constatée par l'Institut Pasteur français de Constantinople, elle suivit les grandes artères commerciales, les lignes des vapeurs, et infecta plusieurs villes et villages des deux hémisphères.

Ce microbe a été découvert en 1892 seulement, par le professeur Robert Pfeiffer, de Berlin ; c'est un bacille qui, contenant le germe de l'*influenza*, vit dans les sécrétions nasales et dans les expectorations ou crachats. On l'observe le plus souvent dans le champ du microcoscope, en agglomérations de trente à quarante bâtonnets.

Il pénètre dans notre organisme par le nez ou par la bouche, mais comme il ne peut se développer sans oxygène, seules les voies respiratoires, c'est-à-dire aériennes, lui servent de séjour, depuis la muqueuse nasale jusqu'aux alvéoles pulmonaires. Nous en tirerons au chapitre *traitement*, des déductions que vous devinez déjà, car quand on connaît bien son ennemi, l'on est très près de le vaincre. Lorsque ce microbe aérophile est sorti de notre corps soit par la salive crachée, soit de tout autre manière, il ne meurt pas, mais dort, en attendant qu'il vienne se réveiller alors que, servi par des circonstances heureuses, il aura pu rencontrer de nouveau accès dans notre système respiratoire. Toutefois, et c'est vraiment heureux pour nous, l'eau ou la dessiccation lui sont funestes !

Vingt-quatre heures d'exposition au soleil ou dans le ruisseau le tuent. Mais dans la salive, c'est autre chose, il peut résister jusqu'à deux semaines. Je parle d'eau ou de salive *extérieures à nous-mêmes* car dans notre *intérieur*, il peut persister pendant des années, pour peu que nous soyons en puissance de bronchite, d'inflammation pulmonaire chronique ou d'angines.

La spore, ou germe du microbe de la grippe a une certaine ressemblance, d'après le Dr L. Caze, avec un œuf d'oiseau. Comme ce dernier, elle est recouverte d'une enveloppe rappelant la coquille calcaire. A l'intérieur, on distingue un protoplasme blanchâtre, visqueux, filant et au milieu une masse plus épaisse, condensée en une sorte de noyau. Une fois que cette spore ou mieux, que ce bacille, a pénétré par notre nez ou par notre bouche, dans tout l'organisme, il entre en action et déverse le poison liquide qui causera la grippe ou influenza. Il ne faut pas oublier, en effet, que ce n'est pas le microbe qui rend malade, mais la substance toxique qui s'en dégage. Voici comment Roux et Yersin l'ont démontré. La fausse membrane qui se forme dans la gorge de ceux qui ont le croup, ces lambeaux blanchâtres, terreur des mères ! renferment certaines bactéries microscopiques qui peuvent être cultivées en dehors du corps, dans un milieu, dans un liquide nutritif préparé *ad hoc*, or, ce liquide favorable à la pullulation des bactéries acquiert des propriétés vénéneuses d'une intensité telle, que l'on ne peut la comparer qu'à celle de la sécrétion des glandes des venimeuses vipères.

Et comme ce liquide, devenu vénéneux, conserve ses propriétés même après enlèvement des microbes par filtration serrée, on a donc la preuve manifeste que le poison est une substance, une *toxine* (1), pour l'appeler par son nom, distincte des éléments vivants

(1) Voir A. Gautier, membre de l'Institut, *Les Toxines microbiennes et animales*, in-8° avec figures de 600 pages, Paris, Société d'éditions scientifiques.

qui l'ont produite. Ainsi s'expliquent les effets mortels de certains microbes, incompréhensibles autrement, ainsi s'explique comment le bacille de l'influenza peut se déplacer par lui-même et voyager jusqu'au bout du monde. Dégagé des crachats desséchés, puis à la longue transformés en poussières fines, il s'attache aux humains et ce sont les doigts qui le portent imprudemment à la bouche et au nez. Il faut donc, comme je le répétais dans mon opuscule « *Comment on défend ses poumons* », prier les malades de vouloir bien n'expectorer que dans le feu ou dans les crachoirs faciles à immerger au moins deux fois par jour dans de l'eau *bouillante*. Je disais également que la sciure de bois, facile à brûler, est préférable au sable. Des affiches administratives, des ordonnances de police devraient aussi faciliter la vulgarisation de l'usage du crachoir portatif individuel et faire perdre la détestable habitude de souiller les omnibus, les voitures de place ou les wagons de chemin de fer.

La multiplication du bacille de l'influenza se fait par allongement et division par le milieu de la spore allongée en vingt minutes. Si bien qu'en deux jours, on peut compter, disent les savants, près de trois cents milliards d'individus, issus d'un même père, dans le corps d'un malade infecté.

II

Étiologie, Symptomatologie, Définition

Holland, Graves et Kaige, Delorme, ont observé que l'influenza coïncidait parfois avec des variations brusques de température; mais il n'y a rien là de bien particulier. On a aussi invoqué les variations ozonométriques, disons franchement que l'on n'en sait rien. Le microbe qui peut résister aux influences les plus nocives, se promène un peu à sa guise. Ce qui est seulement constaté, c'est que le maximum de l'intensité de la grippe en France, se présente de novembre à février, et que le mal atteint tous les âges, toutes les professions, que personne n'y échappe.

Laveran dit qu'elle atteint les marins en pleine mer et que les oiseaux disparaissent souvent des localités où elle règne, comme si l'air avait des propriétés nuisibles.

C'est, en tout cas, une maladie infectieuse, causée par le microbe que nous avons décrit, épidémique, contagieuse et caractérisée par des manifestations sur l'appareil respiratoire, sur le système nerveux et sur le tube digestif.

La grippe « est une maladie fébrile, épidémique, caractérisée par un catarrhe des voies respiratoires, accessoirement par un catarrhe des voies digestives et présentant des phénomènes généraux et des troubles nerveux hors de proportion avec la gravité réelle de cette affection » (Potain).

Dans le cours de cette fièvre, on observe presque toujours des infections consécutives dues au streptocoque ou au pneumocoque. Existe-t-il une maladie ancienne, cœur, rein ou foie? Aussitôt l'apparition de l'influenza la réveille et rend les lésions plus graves, d'où cette déduction pratique que le pronostic de la grippe dépend surtout de l'état antérieur du malade.

Signes. — Le début est rapide, mais précédé cependant par des signes précurseurs, ce que les gens de l'art appellent *prodromes* et voici comment l'*Union médicale* du 21 décembre 1889 les résumait, d'après le professeur Potain. Je ne puis m'empêcher de citer in-extenso ce tableau clinique, parce qu'il est, comment dirai-je, fouillé, mais n'oublions pas que l'on ne saurait fréquemment le voir se reproduire au grand complet chez le même patient.

Je me permettrai même de me citer en observation, car j'ai eu plusieurs attaques et en esquissant mes symptômes qui sont ceux de beaucoup d'amis interrogés, on trouvera de notables différences :

« Il y a tout d'abord une période prodromique courte, qui fait parfois défaut, caractérisée par l'apparition d'un frisson initial ou de petits frissons répétés, avec courbatures, douleurs articulaires ou péri-articulaires, céphalalgie violente, rachialgie, et surtout une prostration profonde survenant avec une brusquerie inouïe, prostration aussi morale que physique. Le malade est souvent saisi d'anxiété, d'inquiétude qui lui font craindre l'invasion d'une maladie grave. Cette période prodromique dure tantôt douze ou vingt-quatre heures, tantôt se prolonge pendant deux jours et la maladie se caractérise ensuite.

A la période d'état se rattachent les catarrhes des diverses muqueuses. D'abord le coryza avec son enchifrènement habituel, sa douleur frontale localisée au niveau des sinus, puis la rougeur des conjonctives, la pharyngite, la laryngite, accompagnée de raucité de la voix, d'aphonie même, quelquefois de toux quinteuse ou coqueluchoïde. L'expectoration est limpide, visqueuse, rarement sanglante. On peut voir survenir alors une dyspnée hors de proportion avec l'inflammation de la muqueuse aérienne. Un de nos malades, celui du numéro 2 de la salle Bouillaud, avait 60 respirations par minutes, tandis que sa respiration, à l'auscultation, était absolument normale. Cette respiration peut même être haletante, irrégulière et accompagnée de points de côté plus ou moins nombreux.

Les signes physiques sont souvent nuls ; on constate parfois une légère submatité, des râles ronflants et sibilants, et plus tard, quelques râles muqueux.

Du côté des voies digestives, il y a de l'anorexie accompagnée de soif vive ; la bouche est mauvaise, la langue blanche, rouge sur les bords, avec saillie des papilles. Les hypochondres sont le siège d'un peu de gonflement, il n'y a toutefois pas de ballonnement du ventre, mais en revanche on trouve parfois de la douleur et du gargouillement au niveau de la fosse iliaque droite, comme dans la fièvre typhoïde, phénomènes qui peuvent prêter à la confusion.

Au début, la constipation est habituelle ; plus tard il peut survenir de la diarrhée accompagnée de coliques ; enfin, par exception, les garde-robes renferment du sang, et il y a du ténesme.

Les urines sont peu abondantes et peuvent, même dans les cas les plus bénins, être albumineuses. On a vu aussi apparaître une hématurie prémonitoire de néphrite catarrhale.

Avec ces manifestations diverses, le malaise du début a persisté sans s'exagérer ; d'ordinaire il y a, en outre, des vertiges, des bourdonnements d'oreilles et un grand abattement. Le mouvement fébrile de la grippe est caractéristique. La fièvre a un début soudain, atteint parfois d'emblée 40°. Wunderlich a noté une élévation progressive de température, mais avec moins de régularité que dans la fièvre continue ; il y a des ascensions brusques et des abaissements rapides et subits, comme le fait a lieu dans la granulie aiguë ; aussi peut-on, dans certains cas, hésiter entre ces deux diagnostics. Quelques sujets ont une fièvre rémittente, avec phases répétées comme s'il y avait des véritables réitérations de la maladie. En somme, la température oscille entre 38 et 40°, on a même pu noter 41° sans que le pronostic fût plus grave pour ce fait, s'il faut en croire Fiesinger.

Le pouls est fréquent, souvent irrégulier, intermittent chez moi car « *non ignarus mali miseris succurrere disco* » que je traduis librement par « souvent grippé, j'ai appris à soigner les autres », les signes sont différents.

Le début n'est point aussi rapide, j'éprouve d'abord un malaise, une courbature générale, puis un mal de gorge toujours localisé à un seul côté. Le lendemain, l'angine a envahi symétriquement l'arrière-gorge, puis j'éternue. Le troisième jour, le nez est enchifréné, laisse écouler de la sérosité claire en abondance ; l'odorat est diminué ou perdu, puis j'éprouve une céphalalgie (mal de tête) *vive, frontale, continue* ; le quatrième jour, il me semble que l'on m'introduit dans la trachée artère un fer rouge, je respire avec bruit, je passe une nuit atroce et, au réveil, apparaissent des expectorations qui, comme la colombe au rameau d'olivier, annoncent que je vais guérir. La convalescence n'en est pas moins marquée par un état de *faiblesse extraordinaire* pour une maladie relativement aussi bénigne et d'aussi courte durée.

Le plus ordinairement, voici comment on peut résumer les signes de l'influenza véritable. En quelques heures, le malade qui vient de prendre contact avec un milieu de culture, je veux dire contagionné, est atteint de fièvre irrégulière, variable dans ses manifestations, pouvant aller jusqu'à 39°, accompagnée de frissons répétés d'*une lassitude et d'un affaissement si marqués* que le malade est obligé de prendre le lit où on le voit claquer des dents et même jeter des cris. La peau est brûlante, la face et les yeux rouges, l'urine chargée en sels est diminuée et dépose dans le vase un sédiment rouge brique ; l'insomnie est de règle et, s'il y a un peu de sommeil, il est accompagné de rêves extraordinaires ou même de cauchemars. Le mal de tête, *surtout frontal*, est encore plus accusé autour des yeux, et alors on peut le voir s'accompagner soit de rhume de cerveau, de saignement de nez, d'écoulement nasal muco-purulent, soit d'une véritable névralgie de l'œil, avec inflammation rouge des conjonctives, larmes épaisses, presque purulentes, peur de la lumière qui est douloureuse, troubles de la vision, soit de maux d'oreilles avec écoulements purulents dus aux streptoqoques ou aux pneumocoques.

Du côté du larynx, il y a simultanément de l'altération de la voix et de la toux.

Mais comme une monographie de l'influenza ne doit pas se borner à un résumé, je vais, dans un troisième chapitre, examiner les trois *formes qu'elle peut revêtir*.

III

Les trois formes de la Grippe

NERVEUSE. — RESPIRATOIRE. — GASTRO-INTESTINALE

Forme nerveuse. — Lors de l'épidémie de 1847, Graves qui ne connaissait pas et pour cause, le microbe de l'influenza, disait déjà : « Le miasme qui cause la grippe agit sur le système nerveux et plus particulièrement sur les nerfs des poumons ». Chez certains malades, en effet, ce sont les phénomènes nerveux qui dominent l'évolution de la maladie. Il n'y a plus ni fièvre, ni catarrhe, mais une céphalalgie tenace, de la mélancolie, des idées noires, de l'inaptitude au travail, de l'alourdissement et de la prostration.

Dans cette forme nerveuse, il n'est pas rare d'observer des syncopes, et le professeur Peter en relate un exemple typique. Un grippé eut une syncope initiale avec arrêt du cœur pendant quelques secondes, ses extrémités se glacèrent, sa pâleur devint analogue à celle d'une tête de cire, bref, ce fut une mort apparente. Je rappelle ici en passant que si l'on se trouvait en présence d'un cas semblable, il ne faudrait pas hésiter à exercer sur la langue du patient, prise à pleines mains, des tractions rhytmées comme le conseille le Dr Laborde, dans la plupart des cas d'asphyxie. Sous l'influence d'excitations diverses, le pouls du malade, dont je raconte l'histoire, revint, donna vingt, puis trente pulsations, et enfin diastole et systole s'accomplirent normalement.

Le retour à la santé paraissait définitif quand, successivement et à quelques jours d'intervalle, trois nouvelles syncopes se manifestèrent sans affection nerveuse spéciale. Il n'y avait là qu'une exagération des malaises cérébraux chez un déprimé. On sait, du reste, que la syphilis qui cause tant de morts par le cerveau chez les hommes de lettres ou de science, qui travaillent beaucoup de tête, épargne cet organe, partant n'occasionne pas de paralysies chez les portefaix par exemple.

Pour expliquer cette forme nerveuse, le professeur Peter supposait, non sans perspicacité clinique, que le pneumo-gastrique est lésé et agit sur les mouvements du cœur. Pour ma part, je sais qu'en toussant, lors d'un fort accès d'influenza, je sentis tout à coup mes contractions cardiaques s'arrêter une seconde, mes yeux s'obscurcir en plein jour, et si je ne tombai pas, ce ne fut que par un effort de volonté inouï.

Il y a évidemment aussi, un certain degré de congestion des méninges ou enveloppes du cerveau.

Quelques malades ont des tremblements nerveux et même du délire avec ou sans fièvre.

L'arythmie du cœur, céderait facilement à la spartkéine prise par pilules de *deux centigrammes* à la dose de 0,02 à 0,10 centigrammes par jour...

Forme respiratoire. — C'est la plus commune et elle varie du simple rhume à la fluxion de poitrine.

Voyons d'abord la forme la moins grave ; elle débute par un rhume de cerveau à peu près constant avec le classique acccompagnement d'enchifrènement, d'éternuement, de saignement de nez et de sécrétions de mucus d'abord limpide comme de l'eau puis devenant glaireux, épais et verdâtre. Il y a en même temps de la courbature générale et un peu de toux. Après quelques jours, tout rentre dans l'ordre.

Dans la forme plus grave, c'est-à-dire franchement *pulmonaire,* il y a de la gêne respiratoire (dyspnée), de la toux pénible, quinteuse ; l'expectoration, rarement absente, est souvent d'emblée purulente, à odeur aigrelette désagréable, fétide même, toux accompagnée de douleurs dans les muscles qui entourent la cage thoracique et dans les nerfs intercostaux. Le médecin trouve des signes de bronchite, des râles dûs à la présence de streptocoques. Huchard cite des cas dans lesquels la bronchite ou la broncho-pneumonie faisant défaut, sont remplacés par une dyspnée tellement intense, qu'elle fait redouter l'axphyxie aiguë.

Que cette bronchite s'exagère et nous verrons arriver une véritable *broncho-pneumonie* caractérisée par de la matité à la percussion, du souffle à l'auscultation comme dans la *fluxion de poitrine*, mais nous n'aurons pas alors, et c'est ce qui distingue la broncho-pneumonie de cette dernière, de crachats rouillés adhérent au vase, ni de cycle thermique, ni de frissons initiaux, ni de point de côté.

La vraie fluxion de poitrine est donc heureusement rare dans la grippe, cependant le Dr Henri Cézilly en donne deux observations authentiques que je reproduis :

Grippe. — Pneumonie chez un sujet ayant été atteint antérieurement de pneumonie.

Le nommé K..., âgé de 62 ans, maître d'hôtel dans une maison privée, avait une grippe vulgaire depuis quatre jours. Malgré les recommandations qu'on lui avait faites, il descend à la cave et y prend froid. Presque immédiatement après, il est pris d'un frisson violent, d'un point de côté ; la température atteint 40°. On constate chez lui tous les signes d'une pneumonie du côté droit et à la base. La pneumonie envahit tout le côté droit. L'examen microscopique des crachats, peu abondants, visqueux et à peine rouillés, décèle la présence du pneumocoque.

Cet homme avait eu une pneumonie à l'âge de 20 ans. Chez lui, on peut supposer que la grippe a été l'occasion d'une repullulation des pneumocoques qui, depuis la première atteinte, n'avaient plus trouvé chez lui un terrain favorable à leur développement.

Grippe. — Pneumonie avec complications méningées.

Une femme de 32 ans, au cours d'une grippe, est atteinte de pneumonie, puis elle a présenté les accidents suivants : Délire, céphalalgie atroce et vomissements. Il existait chez elle un état de contracture de différents groupes musculaires.

Elle avait un léger trismus. Les conjonctives étaient injectées. L'analyse des urines a décelé la présence d'une quantité d'albumine. Elle succomba au huitième jour de la fluxion de poitrine.

Forme gastro-intestinale. — Il a dû arriver à beaucoup de lecteurs, comme à moi-même du reste, de conserver l'appétit dans le cours d'une grippe avec digestions faciles et langue rosée. J'ai même remarqué que plusieurs *influenzés* éprouvent le besoin de manger plus qu'à leur habitude, mettant ainsi involontairement en pratique les bons conseils dictés par la théorie de la Phagocytose. Mais si, au contraire, on est atteint de la forme gastro-intestinale, le tableau change de tout en tout, on voit alors survenir les troubles ordinaires de l'appareil digestif : la langue est sale, l'appétit fait défaut, la soif est vive ; on a des nausées, des vomissements alimentaires ou bilieux, de la constipation ou de la diarrhée, parfois une teinte jaunâtre des conjonctives et des téguments, une douleur au creux de l'estomac et au niveau du foie.

Il existe même une variété que l'on pourrait appeler *cholériforme* caractérisée par des vomissements abondants et de la diarrhée persistante. Celle-ci, du reste, s'observe très souvent un peu avant la guérison, l'organisme se débarrasse de ses poisons par une débacle de matières fécales à odeur excessivement fétide.

A propos de la *forme respiratoire* de la grippe, je ne saurais trop recommander aux malades de s'accoutumer, on peut le faire par entraînement, à tousser aussi doucement que possible, pour éviter de déchirer ou d'enflammer les bronches et les poumons.

Les ramifications bronchiques, les alvéoles pulmonaires sont, en effet, formées d'une trame délicate comme de la dentelle et elles peuvent, telle celle-ci, se laisser dissocier facilement.

Il ne faut donc pas rejeter avec grand fracas les mucosités, ni tousser en tonnerre ainsi que beaucoup de personnes s'en font un jeu, mais se débarrasser plus lentement et par des efforts répétés et lents... Tout récemment, le Dr Faivre a lu à l'Académie de médecine, une observation de *sialorrhée* post-grippale.

IV

Diagnostic, Durée, Complications

En vous voyant sous l'habit militaire, j'ai bien deviné que vous étiez soldat ; en pleine épidémie, l'influenza est facilement reconnue, mais pour les cas isolés ou sporadiques, ce n'est plus chose aussi facile. Il faut d'abord ne pas la confondre ni avec le simple rhume de cerveau ou coryza, ni avec la laryngite, ni avec la bronchite simple. Ce qui domine tout dans le diagnostic de la grippe, c'est que dans cette maladie, certains symptômes nerveux : dyspnée, prostration, mal de tête atroce ont la première place, tandis que dans les précédentes affections que j'appellerai catarrhales simples, ils restent en second plan.

La forme gastro-intestinale se rapproche de la fièvre typhoïde par la fièvre, l'abattement, la langue chargée, le saignement de nez parfois, la perte d'appétit, la diarrhée abondante et même l'augmentation du volume de la rate et du foie.

Bien que le « moi » soit haïssable, je puis à ce propos conter ma propre aventure. A mon cinquième examen de doctorat qui se passait alors au lit du malade, j'eus à examiner, à la Charité, un *typhique* au début, je posai de mon mieux tous les éléments du diagnostic, et le « Maître », qui avait dû passer rapidement, ne fut pas de mon avis, il en fit une *grippe abdominale* d'une intensité particulière ; je fus cependant reçu ; mais ne me tenant pas pour battu, je retournai à l'hôpital à quelques jours de là, et la bonne sœur me montra mon malade en pleine évolution de fièvre typhoïde.

Le meilleur caractère différentiel réside dans la marche du thermomètre ; la rémission matutinale constante dans la fièvre typhoïde ne l'est pas dans la grippe ; cependant, chez les enfants où la fièvre typhoïde ne présente pas de symptômes aussi nets que chez l'adulte, l'erreur est facile à commettre, toutefois les enfants sont rarement atteints d'influenza : peut-être parce que leurs jeunes cellules résistent mieux à l'invasion microbienne, et qu'on les expose moins aux refroidissements qui débilitent l'organisme.

Durée. — La marche de l'influenza est en rapport direct avec la nature et l'intensité des symptômes qui caractérisent presque chaque épidémie. Tantôt l'influenza ne s'accuse que par des malaises de peu de durée qui passent en deux jours. Tantôt le patient se voit obligé de garder la chambre, même en dehors de toute complication pendant une semaine. Le mal s'en va petit à petit, à moins qu'une nouvelle invasion de microbes ne provoque une augmentation des signes d'infection et de la durée de la maladie. La *grippe est en effet un mal à reprises* (Jaccoud), c'est-à-dire que des rechutes peuvent traverser la convalescence plusieurs jours après la diminution ou même la suppression des premiers signes. Il est presque de règle de voir la fin de la grippe se manifester par une crise : sueurs, boutons d'herpès aux lèvres, abondance d'urine.

La convalescence est longue et se caractérise par un état de faiblesse et d'anémie persistante hors de proportion, nous l'avons déjà fait remarquer, avec l'évolution et les phases de la grippe. On note aussi des sueurs faciles et de l'impuissance, bref, le malade se trouve dans un tel état qu'il faut veiller avec soin à ce que la tuberculose ne vienne pas l'envahir.

La gravité dépend aussi de l'état antérieur de l'organisme. Les cardiaques, les rénaux, les diabétiques sont surtout prédisposés à être atteints de grippe grave, souvent mortelle.

Complications. — Le Dr A. Lesage les résume ainsi avec sa lucidité habituelle.

« Les plus fréquentes sont les complications pulmonaires. — La pneumonie (pneumocoque) vient souvent compliquer la grippe (Ménetrier), et souvent une épidémie de grippe coïncide avec une épidémie de pneumonie. Une pneumonie survenant dans le cours de la grippe, où il existe déjà de la bronchite, aggrave le pronostic. — Signes de pneumonie (élévation de la fièvre, matité lobaire, souffle, augmentation des signes d'infection, marche cyclique, etc.). Ces signes n'ont pas la pureté des signes de la pneumonie franche, primitive, par suite de l'existence de la bronchite (pneumonie grippale).

Parfois, on observe de la méningite aiguë (à pneumocoque ou à streptocoque (élévation de la fièvre, contracture, raideur du cou, strabisme). »

On peut aussi constater du Lombago, du torticolis, des douleurs articulaires et musculaires, de la pleurésie souvent alors purulente, des éruptions rubéoliformes, à propos de ces dernières, je ferai remarquer que l'antipyrine occasionne des taches, des phlébites, des maux d'oreille, otite moyenne.

V

Prophylaxie

Le germe de la grippe est contenu dans les crachats et la maladie, malheureusement de plus en plus commune, ne se transmet guère que par leur intermédiaire, pendant l'épidémie et même après sa terminaison. Il faut donc se reporter aux précautions que j'ai déjà maintes fois exposées ; mais se garantir n'est point chose facile, et rien ne saurait mieux donner une idée de la rapidité avec laquelle les microbes desséchés, puis transformés en poussière voltigent, que le récit suivant qui apporte une preuve à l'appui de la dissémination et de la contagion.

Dans le gaélique, langue parlée par les montagnards écossais et les habitants des Hébrides, l'influenza se nomme *Gnatan na gall*. Elle est connue aussi sous les noms de *boat-cold, boat-cough* (rhume de bateau), *stranger's cold* (rhume des étrangers), *the Harris cold* (le rhume de l'île de Harris). Les indigènes sont tous unanimes à déclarer, comme le pêcheur de Saint-Kilda qui me conduisit aux Hébrides à mon retour des Færoër, que chaque fois qu'un navire visite leur île, ils sont atteints d'influenza. Le pêcheur me dit aussi qu'il existait des degrés dans l'épidémie selon qu'elle avait été causée par un bateau de Glascow et de Liverpool ou un bateau de Harris. Harris est la partie sud de la grande île de Lewis. C'est de Harris que viendrait l'influenza la plus pernicieuse. Je laisse de côté de nombreux écrits et de nombreuses théories suscitées au siècle dernier pour expliquer la mystérieuse propagation du mal. Il vaut cependant la peine d'en rappeler une pour son originalité. Les Saint-Kildiens qui, jusqu'à ces dernières années, ne voyaient qu'un ou deux navires chaque été seulement, étaient si vivement impressionnés par la vue et le contact de représentants d'une civilisation supérieure, que leur condition d'infériorité leur constituait une réceptivité morbide spéciale. C'est la théorie de MM. Morgan et Seton qu'un Anglais réfute avec humour en disant que, si un étranger communiquait un rhume, deux étrangers en communiqueraient deux, etc., etc., si bien que beaucoup d'étrangers enrhumeraient l'île entière.

La plus précieuse information est celle du Dr Macdonald de Beith, qui séjourna à Saint-Kilda en juin 1885. Il nota que presque tous les indigènes toussaient ; mais, en ayant ausculté plusieurs, il ne constata que deux fois les « râles sonores ronflants de la période inflammatoire de la bronchite aiguë ». Pour lui, la cause n'est pas douteuse, et c'est aussi mon opinion ; comme en Islande, comme aux Færoer, îles que je connais bien, les indigènes sont habitués à une telle pureté d'air qu'ils constituent un terrain vierge, partant plus accessible aux micro-organismes apportés par les étrangers. A ce sujet, je mentionnerai que le rapport sur la mission du croiseur *Galaten*, en 1867-1868, signale que chaque fois qu'un navire touche de Sainte-Hélène aux îles Tristan d'Acunha, bien connues pour l'extrême salubrité de leur climat, il apporte avec lui l'influenza. *A disease ressembling influenza*, dit le texte anglais. Les Saint-Kildiens appellent encore parfois l'influenza *murri-murri*, nom maori qui désigne le même mal aux îles Chatam, situées presque aux antipodes de Saint-Kilda, à 480 milles environ est de la Nouvelle Zélande. M. Augustin Chudleigh a appelé l'attention sur ce fait si curieux dans le numéro du 4 septembre 1886 du *British medical journal*. Les indigènes de l'île Wharekauri sont si sûrs de l'arrivée d'un navire étranger dès qu'un cas d'influenza est signalé, qu'ils préparent immédiatement leurs lettres pour ce navire. Certains gravissent le mont Dieffenbach, d'où ils peuvent voir le port principal de Wharekauri, la baie de Waitangi, et ne sont jamais déçus dans leur espoir ; ils aperçoivent toujours le bateau signalé par l'influenza. Tels sont les renseignements que je possède sur l'influenza des Saint-Kildiens. Je n'ai pas constaté les *maladies de poitrine* au Groenland, mais la *phtisie spontanée*. J'ai vu aux Færoër un médecin du gouvernement danois, récemment arrivé du Groenland, qui m'a affirmé n'avoir jamais pu découvrir le bacille de Koch dans les crachats des

Esquimaux vivant loin des comptoirs. Il était convaincu que la phtisie était toujours due aux Européens. Quoi qu'il en soit, ce ne fut pas pour moi un faible sujet d'étonnement, lorsque j'entrai dans la demeure de ce confrère perdu sur un îlot de Færoër, que de le trouver penché sur un microscope très perfectionné, entouré d'étuves à cultures, cultivant des bacilles !

Dr Henry LABONNE.

M. Aug. Ollivier a rapporté à l'Académie de médecine plusieurs faits qui plaident en faveur de la contagion de la grippe : par exemple, une dame très grippée rendait des crachats visqueux très abondants. Comme elle était d'une faiblesse extrême, que, d'autre part, elle s'alimentait difficilement, son médecin lui conseilla de sucer des morceaux de viande. Elle venait de rejeter dans une assiette plusieurs morceaux ainsi mâchés, lorsque son chat les saisit prestement et les avala. Trois ou quatre jours après, il mourait après avoir présenté les symptômes de la grippe, letage, anhélation, amaigrissement, etc... Ce fait démontre, au moins pour le chat, la possibilité de la contagion de la grippe par les matières expectorées.

En l'état actuel de nos connaissances cliniques, sachant que la vie de nos tissus les entraîne naturellement à la protection et à la défense contre les microbes et leurs toxines; nous devons en temps d'épidémie, éviter toute cause d'affaiblissement et nous nourrir le mieux possible; de plus, sachant aussi que le microbe de l'influenza vit dans la bouche et dans le nez, nous devons en arrêter l'évolution par des lavages et des pulvérisations de menthol. Nous devons nous nourrir le mieux possible pour augmenter le nombre des globules blancs, véritables soldats de défense et d'attaque contre le microbe ennemi. Une augmentation passagère de ces globules blancs ou leucocytes, formés d'un protoplasma riche en granulations douées de mouvement oscillatoire très rapide, apparait toujours dans les états maladifs où il existe un processus inflammatoire étendu. C'est ainsi que j'ai remarqué, et j'invite mes confrères à confirmer mon observation, que la *leucocytose* est favorable, est d'un bon pronostic dans la fluxion de poitrine.

Avant d'aborder le traitement proprement dit, je dois signaler un adjuvant précieux qui m'a singulièrement servi en plusieurs circonstances; je veux parler du *sirop de calaya* préparé avec le rhizome d'une légumineuse mimosée, *anneslea febrifuga*. Ce sirop est un véritable spécifique des fièvres paludéennes, or, j'eus l'idée de m'en servir contre l'Influenza, estimant que le microbe de Robert Pfeiffer serait détruit par cette bienfaisante légumineuse, et mon espoir ne fut pas déçu. Parfois, l'attaque fut arrêtée dès son début et, en tout état de cause, son évolution moins pénible, en même temps que la convalescence, arrivait à bonne fin sans accident.

VI

Traitement

Si, par l'hygiène, on peut prévenir l'attaque de l'influenza, l'attaque aiguë; il n'existe pas par contre de médication sérieusement abortive. La première précaution à conseiller est de faire rester le malade à la chambre, sinon au lit, malgré ses protestations et, en tout cas, de le garantir contre le froid. L'air pur et chaud est déjà un puissant remède. Aux riches, j'ordonne volontiers d'aller sous un ciel plus doux, vivre en plein air, aux déshérités, de se mettre au soleil, s'il y en a; s'il en entre dans l'appartement; puis le traitement doit varier selon les trois cas de *grippe nerveuse*, de *grippe gastro-intestinale* et de *grippe pulmonaire*.

Grippe nerveuse. — Repos au lit ou tout au moins dans un fauteuil, auprès du feu ; comme alimentation, du lait stérilisé par le procédé que j'ai indiqué dans la brochure « *Comment on défend ses poumons* », du bouillon gras, des grogs légers avec beaucoup de citron dedans ;

2° Prendre trois fois par jour, deux des cachets suivants :

♃ : Antipyrine....... .	0.15 centigrammes
Bromhydrate de quinine.	0.05 centigrammes

F. s. a. un cachet N° 20, à prendre en avalant un peu de lait ;

3° S'il y a dépression nerveuse intense :

Benzoate de soude.............	5	grammes
Rhum.........................	20	—
S. p. d'écorce d'oranges.........	20	—
Eau bouillie.....................	100	—

Formule du Dr La Bonne.

4° Le mal de tête sera calmé par des compresses ou une éponge imbibée d'eau chaude, que l'on placera sur le front.

Si le rhume de cerveau est très marqué, voici une bonne formule pour insufflations ou poudres à priser :

Chlorhydrate de cocaïne.........	1	gramme
Menthol van Denn................	1	—
Sous-nitrate de bismuth....	30	—

M. s. a.

Dr H. La Bonne.

Les Anglais prétendent que des *sprays* (1) nasaux avec la formule suivante, guérissent parfois en une seule fois :

Icthyol	1	gramme
Ether	5	—
Acool	5	—
Eau distillée	100	—

M. s. a.

Grippe gastro-intestinale. — Prendre le purgatif suivant, un paquet toutes les demi-heures, dans un peu de lait :

Calomèl .... 0.20 centigrammes pour un paquet N° 3.

Le calomel ne doit pas être considéré comme un médicament qui augmente la sécrétion biliaire, mais comme un énergique stimulant des conduits excréteurs et il exerce alors son action décongestive en chassant la bile plus rapidement à travers ses canaux de passage. Il est de plus à la fois diurétique et antiseptique ; or, ces deux actions peuvent faire merveille ;

2° Les jours suivants, on peut prendre quatre cachets par jour de :

(1) Ces *sprays* nasaux peuvent être faits avec du *Menthol Van Denn* étendu d'eau chaude, dans la proportion d'une cuillerée pour un verre.

♃ Salicylate de bismuth ..	0.20	centigrammes
Benzonaphtol..........	0.50	—

pour un cachet N° 20.

Calmer la soif avec la limonade suivante :

Acide citrique.................	10	grammes
Sirop de Limous..............	90	—
Eau bouillie..................	900	—

Formule du Dr La Bonne.

Grippe pulmonaire. — 1° Sinapismes ou ventouses en cas de suffocation ;

2° Prendre quatre cuillerées à soupe par jour de :

Benzoate de soude............	15	grammes
Sirop de Tolu................	80	—
Sirop Diacode................	50	—

Faire plusieurs fois dans la journée des inhalations de menthol ou des pulvérisations avec :

Teinture d'iode.....	*deux grammes ou 45 gouttes*
Eau chaude....................	100 grammes

Cette eau iodée ou du menthol arrêtent immédiatement les irritations du larynx, de la gorge et du nez.

Si l'on se trouvait à la campagne et que l'on ne possédât rien du ci-dessus arsenal de thérapeutique, on s'exposerait à la vapeur d'essence de térébenthine, dont la valeur d'un dé à coudre serait placée sur une cuvette ou sur une assiette chauffée au bain-marie.

Le sulfate de quinine n'est indiqué que lorsque la fièvre prend une forme intermittente.

La convalescence de l'Influenza est longue, et un médecin russe, Nil Filatow, nous a fait connaître une forme dite prolongée de la grippe qui se distingue par sa durée considérable et par une période de fièvre, dépassant de beaucoup la durée ordinaire de cette même période fébrile dans l'influenza ordinaire.

S'il survenait des suppurations soit du nez, soit de l'oreille, il faudrait les soigner antiseptiquement et consulter un spécialiste.

Je termine par un moyen pratique pour combattre la toux opiniâtre :

Sirop de chloral.................	20	grammes
Sirop de bromure de strontium..	20	—
Sirop de fleur d'oranger.........	20	—
Sirop de polygala...............	20	—

2 à 3 cuillerées pour la nuit et je finis par deux maximes à retenir !

Notre énergie dépend de notre santé.

Le plus important facteur de notre santé, c'est une bonne nutrition.

....

L'aversion pour les lavages ou l'air frais est une tension involontaire au suicide.

TABLE DES MATIÈRES

Châteauroux. — Imp. P. Langlois et Cie

www.ingramcontent.com/pod-product-compliance
Ingram Content Group UK Ltd.
Pitfield, Milton Keynes, MK11 3LW, UK
UKHW021521260726
13993UKWH00004B/1809